RECHERCHES CLINIQUES

SUR LA

LEUCOCYTHÉMIE AIGUE

ET SUR LA

NUMÉRATION GLOBULAIRE DU SANG

DANS

LA DIPHTHERITE,
L'ANGINE COUENNEUSE ET LE CROUP

OUVRAGES DE M BOUCHUT

Traité pratique des maladies des nouveau-nés, des enfants à la mamelle et de la seconde enfance — *Septieme édition,* corrigée et considerablement augmentee Paris , 1878 — 1 vol in-8 de 1024 pages, avec 257 figures — *Ouvi age couronné par l Institut de France*

Hygiène de la première enfance, comprenant la naissance, l'allaitement, le sevrage, les maladies pouvant amener un changement de nourrice, les maladies et la mortalité des nouveau-nés — *Cinquieme édition* Paris, 1866 1 vol. in-18 jésus

Nouveaux élements de pathologie générale et de séméiologie. — *Troisieme edition* Paris, 1869. 1 vol. in-8 de VIII 1312 pages, avec 282 figures

De l'état nerveux aigu et chronique, ou nervosisme, appelé névropathie aigue cérebro-pneumogastrique, diathèse nerveuse, fièvre nerveuse, cachexie nerveuse, nevropathie protéiforme, névrospasmie, et confondu avec les vapeurs, la surexcitation nerveuse, l'hystéricisme, l'hystérie, l hypochondrie, l'anémie, la gastralgie, etc *Pi ofesse a la Faculté de médecine, en 1857, et lu à l'Académie impéi ialc de medecine, en 1858.* Paris, 1875 1 vol in-8 de XII-348 pages. — *Deuxieme édition*

Traité des signes de la mort, et des moyens de prévenir les enterrements prématurés Paris, 1874 1 vol grand in-18, VI-408 pages. — *Ouvrage coui onné par l Institut de France* Deuxieme édition

La vie et ses attributs, dans leurs rapports avec la philosophie, l'histoire naturelle et la médecine Paris, 1862, 1 vol in-18, 340 pages.

Histoire de la médecine et des doctrines médicales Paris, 1873 1 vol. in-8 de 540 pages — *Deuxieme édition*

Du diagnostic des maladies du système nerveux par l'ophthalmoscopie. Paris, 1865. 1 vol in 8, avec atlas de 24 planches chromolithographiees — *Ouvrage couronné pai l'Institut de Fi ance*

Dictionnaire de thérapeutique médicale et chirurgicale, comprenant un résumé de médecine et de chirurgie, les indications therapeutiques de chaque maladie, la medecine opératoire , les accouchements, l'odontechnie, l'oculistique, la matière médicale, les eaux minérales, etc , par Bouchut et Després Paris, 1878 *Ti oisième édition* — 1 vol in 8 de 1600 pages à 2 colonnes, avec 500 figures.

Atlas d'ophthalmoscopie médicale et de cérébroscopie. — 1 vol in-4, 1877

Paris — Typographie Georges Chamerol, rue des Saints-Pères, 19 — 6348

RECHERCHES CLINIQUES

SUR LA

LEUCOCYTHÉMIE AIGUE

ET SUR LA

NUMÉRATION GLOBULAIRE DU SANG

DANS

LA DIPHTHERITE, L'ANGINE COUENNEUSE ET LE CROUP

PAR

LE Dr BOUCHUT

MÉDECIN DE L'HOPITAL DES ENFANTS-MALADES

ET PAR

LE Dr DUBRISAY

PARIS

CHEZ J. B. BAILLIÈRE ET FILS, LIBRAIRES-ÉDITEURS

RUE HAUTEFEUILLE, 19

1877

RECHERCHES CLINIQUES

SUR LA

LEUCOCYTHÉMIE AIGUË

ET SUR LA

NUMÉRATION GLOBULAIRE DU SANG

DANS LA

LA DIPHTHERITE, L'ANGINE COUENNEUSE ET LE CROUP

A la découverte de Bennett et de Virchow sur la *leucocythemie chronique* due aux affections du foie, de la rate et des ganglions lymphatiques, l'un de nous ajoutait, en 1868, celle de la *leucocythemie aigue,* produite par la diphthérite, par l'infection purulente et par la fièvre puerperale (1). Ce n'était qu'une consequence de la découverte de nos confrères étrangers, mais ce complément ne manquait pas d'importance et il ouvrait une voie nouvelle à l'étude des *nosohemies.* Le fait de cette leucocytose était de la dernière évidence Il resúltait de la presence dans chaque préparation microscopique d'un nombre exagéré de globules blancs dispersés parmi les globules rouges. Dans ces recherches, on trouvait de 40 à 150 globules blancs, là où il ne devait y en avoir qu'une ving-

(1) L Bouchut, *Gazette medicale,* 1868 Memoire lu a la Société de biologie, *Traite des maladies des enfants,* 4e édition 1862, 6e édition 1873, et, *Pathologie generale,* 3e édition, chapitre Nosohemies

taine au plus. Cette augmentation parut être en rapport avec
la gravite du mal et indiquer dans la diphtherite une résorption
de pus diphthéritique comme dans la fièvre puerpérale, et après
les grandes amputations, elle annonce une résorption du pus
utérin, ou ce que l'on appelle infection purulente chez les
opérés. C'était un précieux elément de pronostic pour le médecin qui, dans ce fait, pouvait voir un indice de la gravité
du mal.

Nos observations, foit exactes pour le temps où elles ont été
publiées, faites au moyen d'un procédé très-imparfait de numération, sont insuffisantes aujourd'hui que la science pos-
sède des moyens supérieurs à ceux que l'on possédait alors,
et dont la précision , bien qu'elle laisse encore à désirer, est
infiniment plus grande.

Parler de leucocytose diphthéritique sans indiquer le nombre des globules blancs trouves dans un volume determiné
de fluide sanguin n'est plus possible aujourd'hui. Toutefois,
malgré l'incertitude de ces premières évaluations , faites au
moyen de l'ancien procede , le fait de l'augmentation anor-
male des leucocytes du sang dans la diphtherite, l'angine
couenneuse et le croup est resté vrai. Les méthodes nouvelles
n'ont fait que le confirmer en lui donnant une precision plus
grande.

En comptant les globules par volume détermine de sang
d'après la methode de Cramer, publiée en 1855 et perfec-
tionnee par Malassez en 1872, puis par Hayem en 1875, on
arrive bien pres de la vérite. C'est à ce dernier procédé que
nous avons donne la préference , en nous imposant la tâche
de faire les recherches patientes et consciencieuses qu'exige
un travail de cette nature Chaque jour, depuis plusieurs mois,
nous examinons le sang de plusieurs des enfants malades qui
arrivent dans la salle Sainte-Catherine. Nous avons étudie ainsi
la composition globulaire du sang dans les angines couenneuses et le croup, dans la diarrhée qui accompagne l'enté-
rite simple; dans la fievre typhoide, [dans la variole; dans
la scarlatine; dans la phthisie tuberculeuse; dans la pleu-
résie purulente, dans le rachitisme; dans la chlorose et dans

l'anémie, dans l'albuminurie, dans le purpura; dans la cachexie paludéenne, dans l'état normal chez quelques enfants bien portants n'ayant que la chorée, etc.

Les résultats de ces analyses sont fort intéressants, mais trop nombreux et trop divers pour être présentés à la fois. En ce moment, en effet, ils portent sur plus de 300 analyses faites dans toutes les maladies de l'enfance

Aujourd'hui, il ne sera question que de la numération des globules du sang dans la diphthérite, l'angine couenneuse et le croup. Nous réservons pour un peu plus tard, ce qui est relatif à la numération des globules rouges et blancs dans les différentes maladies de l'enfance.

Comme je l'ai dit, dans nos recherches, nous nous sommes servis des compte-globules de Malassez et de Hayem. Le premier n'a été employé qu'une fois C'est le second qui nous sert actuellement et à l'aide duquel tous nos calculs ont été faits.

Sur une lamelle de verre porte-objet se trouve une cavité, mathematiquement faite et ayant 1 centimètre de diamètre sur 1/5 de millimètre dans toute son étendue. Cette cavité est destinée à recevoir une goutte du sang préparé pour être soumis à l'analyse, et elle doit être recouverte d'une lamelle de verre aussitôt que le sang à examiner y a été déposé.

Le sang se retire du doigt au moyen d'une piqûre de lancette et doit être recueilli dans une pipette presque capillaire graduée de façon à recueillir un volume de 2 ou 2 1/2 ou 5 millimètres cubes de sang

Ce sang est aussitôt soufflé dans une éprouvette contenant 2 centimetres cubes de sérum artificiel mesure à l'aide d'une autre pipette graduee par centimetres cubes. On agite avec une palette de verre. C'est ce liquide que l'on met dans la cavité de la lame de verre porte-objet, et que l'on couvre avec une lamelle de verre mince. On a ainsi une couche de sang prepare ayant 1/5 de millimetre d'epaisseur

Cette préparation est mise au foyer d'un microscope dont l'oculaire renferme un carré quadrillé de 1/5 de millimetre de côte, et on laisse reposer quelques instants les globules

On compte alors trois fois, sur trois points différents, les globules rouges qui sont compris dans le quadrillage pour en prendre la moyenne On en fait à peu près autant pour les globules blancs, seulement il faut compter sur dix quadrillages différents afin de prendre la moyenne de dix numérations.

Ainsi, en comptant sur la préparation, le nombre des globules compris dans ce carré de 1/5 de millimetre de côté et de 1/5 de millimetre d'epaisseur, on a, je suppose, x.

Pour un cube de 1 millimètre de côté, le nombre x sera 125 fois plus considérable, soit 125 x, mais ce n'est que 1 millimètre cube de mélange Pour avoir le chiffre de 1 millimètre cube de sang pur, il faut multiplier le total par le titre du mélange, soit .

$$x \times 125 \times 201 = 25\,125\,x$$

Des tables semblables à celles que M Fouassier a mises dans sa these inaugurale, peuvent être faites d'avance pour abréger le temps, et l'on arrive ainsi à des résultats qui, sans être encore l'exacte verité, s'en rapprochent beaucoup

Depuis deux mois, nous avons examiné un grand nombre d'enfants atteints de diphtherite formant deux séries. La première se compose de vingt-quatre malades et la seconde est à l'étude, en voie de formation. Les vingt-quatre enfants diphtheritiques de la première série se décomposent ainsi .

Angine couenneuse . . . . . 11 cas.
Croup. . . . . 13 —

et nous donnent 93 analyses des globules rouges et blancs du sang. Nos calculs ayant eté arrêtés pour cette premiere série, d'après l'étude de 24 malades seulement 11 angines couenneuses et 13 croups, et ces calculs ayant eté communiqués à l'Académie des sciences et dans la presse, nous ne voulons pas changer les chiffres indiqués dans nos moyennes. Nous pouvons dire seulement que les nouvelles observations de la seconde série ne font que confirmer celles de la premiere.

Voici l'un de ces faits, relatif à une angine couenneuse

Angine couenneuse. Leucocytose — C.., âgee de neuf ans, entree le 25 mai 1877, au n° 25 de la salle Sainte-Catherine, service de M Bouchut

Depuis deux jours elle a mal a la tete, de la fievre, mal a la gorge, au point de ne pouvoir avaler que des liquides Aujourd hui, les deux amygdales sont couvertes de plaques blanches epaisses, avec engorgement sous maxillaire, sans alteration de la voix ni de la respiration

Rien au cœur, pas d'albuminurie Le pouls 120

Injection de coaltar saponiné toutes les heures, potion avec *chlorate de potasse*, 3 grammes.

29 mai — Les grosses plaques membraneuses grisâtres ont disparu L'enfant boit et mange bien L'adenite a disparu Pas d'albuminurie *Même prescription*

30 mai.— On voit encore dans le fond du gosier quelques vestiges de fausses membranes

1er juin. — Plus de fausses membranes, et l'enfant paraît guerie. Elle sort au bout de quelques jours.

Dans les analyses du sang qui ont ete faites, on voit tres-bien la decroissance des globules rouges et l augmentation des globules blancs

25 mai.	5,835,750 rouges.	10,353 blancs.
26 mai.	4,831,750	12,550
27 mai . . .	3,921,875	12,500
30 mai . . .	3,890,500	15,687
3 juin . . .	7,090,750	9,412
4 juin. . . .	4,549,375	6,275
Total . .	29,820,000	66,777
Moyenne . .	4,870,000	11,128

Sortie guerie.

Voici une autre observation relative au croup, suivi de trachéotomie

Croup ; anesthesie Tracheotomie — D , âgée de deux ans, entree dans la salle Sainte-Catherine le 3 juillet 1877, au n° 26, service de M Bouchut

Elle est, dit-on, malade depuis quinze jours et souffrant de la gorge Puis, elle est devenue plus malade depuis quatre jours, a toussé en croup, ne pouvait crier, suffoquait, et on l'amene a l hôpital dans la nuit du 3 au 4 juillet Comme elle etait très-gênee a respirer et en etat d'*anesthesie*, on a dû l'operer immediatement

4 juillet — Le pharynx est rouge dans toute son etendue; mais on n'aperçoit pas de fausses membranes La resonnance de la poitrine est bonne, le murmure vesiculaire s'entend dans toute son etendue. Pouls 150

Ses urines n'ont pu être examinees a cause de la diarrhee

7 juillet. — L'enfant va tres bien et on peut ôter sa canule pendant quelques heures.

8 juillet — La canule est enlevee definitivement L'enfant est tres-bien, mange un peu, ses urines ne sont pas albumineuses

9 juillet — L'enfant est un peu genee a respirer, il y a des râles sous-crepitants dans les deux poumons, mais pas de matite.

10 juillet. — La respiration est tres-frequente et tres penible, le teint cyanose, le pouls est a 136, et la temperature a 40 degres

Elle agonise dans la journee et ses parents l emmenent de l hôpital

Voici le compte de ses globules rouges et blancs.

4 juillet.	3,612,000 rouges,	27,637 blancs
5 juillet	4,298,375	31,375
6 juillet.	2,437,125	17,587
10 juillet	2,814,000	32,662
11 juillet	2,814,000	31,700
12 juillet	2,286,375	20,000
Total .	18,261,875	160,961
Moyenne .	3,043,645 rouges,	26,827 blancs

Emportee le 13 non guerie

Le sang a été examiné une seule fois chez les uns, qui sont morts le jour de leur entree, plusieurs fois chez les autres, et autant de fois que l'a permis la duree du séjour à l'hôpital et la prolongation de la maladie. Toute experience douteuse a été considérée comme non avenue et recommencée.

De la sorte, nous avons fait 93 analyses globulaires du sang sur notre première série de malades. En voici le résultat

Relativement aux globules blancs, nous avons trouvé par millimètre cube de sang les chiffres suivants, comme moyenne de dix et parfois de vingt calculs dans chaque préparation :

De 0 à 5,000 globules blancs. 1 cas
De 5,000 à 10,000 . . 11 —
De 10,000 à 20,000 . . . 28 —
De 20,000 à 30,000 . . 18 cas.
De 30,000 à 40,000 . . . . 15 —
De 40,000 à 50,000 . . . . . 7 —
De 50,000 à 60,000 . . . . 9 —
De 70,000 à 80,000 . 1 —
De 80,000 à 90,000 . . . . . 1 —
De 90,000 à 100,000 et au dela. 1 —

Ce qui donne, comme *moyenne generale des globules blancs* tirée de ces 93 calculs faits sur notre premiere série de 24 malades affectés de diphthérite des amygdales ou du larynx, un chiffre de 26,824 blancs, presque triple du chiffre moyen normal.

Relativement aux globules rouges, nous avons trouvé, par millimètre cube de sang, comme moyenne de trois calculs faits sur chaque preparation

De 500,000 à 1,000,000 (un million) . »
De 1,000,000 à 2,000,000 (deux millions) »
De 2,000,000 à 3,000,000 (trois millions) 7
De 3,000,000 a 4,000,000 (quatre millions) 26
De 4,000,000 à 5,000,000 (cinq millions) 36
De 5,000,000 à 6,000,000 (six millions) 22
De 6,000,000 à 7,000,000 (sept millions) 1
De 7,000,000 à 8,000,000 (huit millions) 1

Ce qui donne, comme *moyenne generale des globules rouges* tirée de 93 calculs faits sur les mêmes 24 malades affectés de diphthérite, un chiffre de 4,305,028, qui est inferieur au chiffre moyen normal.

Maintenant, nous avons fait le calcul des globules blancs et rouges d'une autre façon, non pas d'apres le nombre total de toutes les expériences, mais d'après le nombre des enfants diphthéritiques, pour avoir la moyenne des chiffres trouvés sur chacun d'eux Ainsi, en supposant dix enfants diphtheritiques, chacun d'eux représenté par la moyenne des chiffres trouves sur toutes les expériences dont ils ont été l'objet, nous avons pris la moyenne génerale de ces dix moyennes individuelles.

D'après cette maniere de calculer, nous avons examiné le sang de 24 enfants atteints de diphthérite. Si l'un d'eux a été l'objet de douze analyses, il n'est représenté que par la moyenne de ces douze analyses, et ainsi des autres

Cela fait une série de 24 moyennes diphthéritiques, disposée comme il suit .

Moyenne des globules rouges et blancs dans chaque observation d'angine couenneuse et de croup

	GLOBULES ROUGES	GLOBULES BLANCS.
Obs 1. —	4,539,875	21,459
Obs. 2. —	4,800,375	29,806
Obs 3 —	3,859,125	72,162
Obs. 4 —	4,518,100	31,374
Obs 5. —	4,055,267	19,609
Obs 6. —	5,302,375	17,412
Obs 7 —	5,218,708	13,902
Obs 8 —	4,251,312	40,687
Obs. 9 —	4,800,375	50,200
Obs. 10. —	3,743,046	32,750
Obs. 11. —	4,870,000	11,128
Obs. 12 —	3,793,875	12,562
Obs 13 —	4,863,125	28,237
Obs 14 —	4,849,100	40,159
Obs 15 —	3,322,922	16,223
Obs. 16. —	5,427,875	43,925
Obs 17. —	4,419,122	18,062
Obs 18. —	4,816,062	12,550
Obs 19 —	3,530,062	14,043
Obs. 20 —	5,211,312	22,181
Obs 21 —	3,976,830	18,268
Obs 22 —	4,178,291	21,235
Obs 23. —	4,907,968	34,814
Obs. 24. —	3,820,930	17,107

Et comme moyenne générale, tirée de la moyenne individuelle de cette numération des globules blancs et rouges chez 24 enfants diphthéritiques :

Globules blancs   26,660
Globules rouges. 4,461,543

Il est évident que la diphthérite caractérisée par l'angine couenneuse et le croup produit une augmentation considérable du nombre des globules blancs du sang c'est-à-dire une *leucocythemie aigue* très caractérisée, et une notable diminution du nombre des globules rouges.

La moyenne des globules blancs est de 26,660, mais, comme on peut le voir, ce n'est le chiffre réel d'aucun de nos diphthéritiques. Quarante-deux fois, dans nos analyses, ce chiffre a eté plus élevé, et une fois il a dépassé 100,000. Sur 93 numérations, il n'a été que onze fois dans les limites de la moyenne normale, et a varié de 5 à 10,000 Dans les 82 autres numérations, il a dépasse le chiffre moyen normal, qui est de 10,000, déjà très-élevé pour l'enfant

La moyenne des globules rouges est de 4,461,543, chiffre inférieur à la moyenne physiologique.

Maintenant, si, au lieu de s'en tenir à la recherche d'une moyenne leucocythemique propre à la diphthérie, on examine la formation et la progression de la leucocytose, jour par jour, en la comparant à la marche des autres phénomenes de la maladie, on voit que l'augmentation du nombre des globules blancs du sang est d'autant plus considérable, que la diphtherite est plus grave. Son chiffre devient la mesure de l'intoxication générale et peut servir de base a un pronostic serieux.

Sur une enfant prise d'angine couenneuse grave avec deux bubons suppurés du cou, nous avons trouvé les chiffres que l'on va lire après l'observation.

Angine couenneuse, albuminurie; leucocytose aigue. — K. , âgee de huit ans, entree le 18 mai 1877 au n° 2 de la salle Sainte-Catherine, service de M Bouchut.

Elle a eu la rougeole il y a dix-huit mois et est bien portante depuis lors. Elle souffre depuis trois jours de la gorge et ne peut rien avaler de solide.

La region sous maxillaire est legerement gonflee, un peu douloureuse a droite Les deux amygdales couvertes de fausses membranes grisatres épaisses. Pas d albumine dans les urines. Rien au cœur. Pouls 12 degres.

Potion chlorate de potasse, 4 grammes. Injections de coaltar saponiné au 1/30 toutes les heures. *Eau vineuse.*

25 mai. — La toux devient croupale. Même etat du pharynx. Beaucoup d'albumine dans les urines

Injections de coaltar saponine.

29 mai. — L'albuminurie a entierement disparu Dans le pharynx, il y a toujours des fausses membranes, mais elles ont diminue d'etendue, et il y a de l'adenite

Injections de coaltar

1er juin — Les fausses membranes ont disparu du gosier Il n'y a plus d'albuminurie. Les ganglions du cou sont ramollis à droite formant deux abces fluctuants juxtaposes L'un de ces abces est ouvert par un seton filiforme d'argent, et il y a une hemorrhagie veineuse assez considerable

Deux jours apres, le second abces est ouvert de la même façon. Après une suppuration de quelques jours, les fils d'argent sont enleves et les plaies se ferment graduellement Une fois guerie, l'enfant presente un peu de paralysie du voile du palais, et une certaine faiblesse dans les jambes

Le 1er juillet, ces symptômes sont ameliorés et l'enfant sort de l'hôpital.

			GLOBULES BLANCS	GLOBULES ROUGES
21 mai.	1re analyse	. .	40,787	4,235,625
23 mai.	. 2e	—	59,612	4,674,875
24 mai	. 3e	—	50,200	5,020,000
25 mai. .	4e	—	34,512	4,863,125
26 mai. .	5e	—	31,375	5,616,125
27 mai	6e	—	37,650	5,522,000
28 mai .	7e	—	65,887	4,580,750
29 mai. . .	8e	—	47,062	4,549,375
30 mai.	9e	—	31,512	4,425,875
31 mai. .	10e	—	43,925	3,392,500

			GLOBULES BLANCS	GLOBULES ROUGES
1er juin .	11e	—	6,275 (1)	3,828,750
Id .	12e	—	28,227 (2)	3,796,375
2 juin .	13e	—	18,325	2,761,000
3 juin . . .	14e	—	50,200	5,176,875
4 juin .	15e	—	56,475	3,137,500
5 juin	16e	—	47,062	2,510,000
7 juin	17e	—	28,237	3,545,375
11 juin .	18e	—	15,687	4,078,750
26 juin	19e	—	4,796	3,639,519

Sortie de la malade, le 1er juillet.

Les chiffres (1) et (2) ont été pris le jour de l'ouverture des bubons diphthéritiques du cou Le chiffre 6,275 provient du sang qui coula d'une forte hemorrhagie veineuse au moment de l'incision de l'abcès, et le chiffre 28,227 dans le sang qui fut pris au doigt *une heure apres l'operation*. Ce n'est peut être là quela conséquence d'une inégale répartition des globules selon les régions du corps, fait que j'ai dejà cru observer, mais le fait est bien réel Au même instant, les globules rouges tombèrent à 3,827,750.

Comme on le voit, dans ce cas qui peut être pris comme type, pendant toute la durée de la maladie les globules blancs oscillèrent entre 28,237 et 65,887, et ils ne revinrent à 15,687 que la veille de la sortie, puis à 4,706 le jour où l'enfant quitta l'hôpital

Nous ne ferons ici aucune hypothèse sur la cause de cette augmentation de nombre des globules blancs dans la diphthérite, dans l'infection purulente et dans la fièvre puerpérale. Toute théorie serait inutile, et nous avons voulu seulement montrer par des chiffres l'existence de la leucocythemie aigue diphthéritique

A cet égard, les numérations qui precèdent et les moyennes qui en découlent ne nous paraissent pas laisser de doute sur le fait que nous désirions faire connaitre comme vérification de nos recherches anterieures

Qu'il nous suffise de rappeler que cette altération rapide du sang s'observe dans des maladies ou la résorption d'un produit gangréneux et purulent entraîne une sorte d'empoisonnement géneral, qui constitue la gravité de ces états morbides. En effet, il y a là en même temps de l'albuminurie, de l'endocardite végétante mitrale et tricuspide, des infarctus du poumon avec ou sans pneumonies emboliques, des abcès métastatiques pulmonaires, des infarctus dissemines en différents points du corps, surtout dans le tissu cellulaire sous-cutané des membres. Que ce soit une résorption leucocythemique alterant le sang d'une façon secondaire, ou, au contraire, qu'à la suite de la resorption de quelques éléments septiques, gangréneux et purulents, le sang s'altere par suite d'un trouble de l'hématopoïèse, ce qui est le cas probable, peu importe, puisque la démonstration est impossible. Ce qu'il faut retenir, c'est que, dans la diphthérite, il y a secondairement une nosohemie speciale, c'est-à-dire une altération du sang caracterisée par l'augmentation considérable du nombre des globules blancs et par une faible diminution du nombre des globules rouges. C'est ce qu'il faut appeler la *leucocythemie aigue diphtheritique*, complication grave qui devra desormais figurer dans la description de la diphthérite.

Paris — Typographie Georges Chamerot, rue des Saints Pères, 19 — 6348

www.ingramcontent.com/pod-product-compliance
Lightning Source LLC
LaVergne TN
LVHW010112060726
842524LV00006B/2474